Asma KEFI
Fatima JAZIRI
Khaoula BEN ABDELGHANI

Infecção e Lúpus Eritematoso Sistémico

Asma KEFI
Fatima JAZIRI
Khaoula BEN ABDELGHANI

Infecção e Lúpus Eritematoso Sistémico

O ponto da situação num departamento de medicina interna.

Imprint

Any brand names and product names mentioned in this book are subject to trademark, brand or patent protection and are trademarks or registered trademarks of their respective holders. The use of brand names, product names, common names, trade names, product descriptions etc. even without a particular marking in this work is in no way to be construed to mean that such names may be regarded as unrestricted in respect of trademark and brand protection legislation and could thus be used by anyone.

Cover image: www.ingimage.com

This book is a translation from the original published under ISBN 978-620-3-44160-4.

Publisher:
Sciencia Scripts
is a trademark of
Dodo Books Indian Ocean Ltd. and OmniScriptum S.R.L Publishing group
Str. Armeneasca 28/1, office 1, Chisinau-2012, Republic of Moldova, Europe
Printed at: see last page
ISBN: 978-620-5-25535-3

INTRODUÇÃO

O lúpus eritematoso sistémico (LES) é uma doença auto-imune de causa desconhecida que afecta classicamente mulheres jovens entre os 15 e os 40 anos de idade. O LES é caracterizado por um envolvimento multi-sistémico. Da remissão à recaída, a doença de lúpus adquire o seu carácter sistémico, resultando em quadros clínicos extraordinariamente variados devido à multiplicidade de possíveis associações. De um ponto de vista evolutivo, podem distinguir-se dois tipos de formas clínicas com prognósticos muito diferentes: formas cutâneas-articulares benignas e formas graves devido a danos irreversíveis ou incontroláveis a um órgão vital como o rim ou o sistema nervoso central (1).

O diagnóstico do LES baseia-se na presença de 4 critérios de classificação do American College of Rheumatology (ACR) adoptados em 1982 e revistos em 1997, com uma sensibilidade e especificidade de 96% (1).

As complicações infecciosas, embora não sejam parte integrante das manifestações específicas da doença de lúpus, merecem ser estudadas devido à sua frequência e prognóstico.

As infecções são favorecidas e agravadas pela imunossupressão resultante da própria doença e das terapias utilizadas. Em várias séries de doentes com lúpus, as infecções são a principal causa de morte, muito antes das causas renais ou neurológicas. Parece que estamos a assistir a uma alteração dos germes responsáveis pelo desenvolvimento de infecções oportunistas (micoses, vírus, Pneumocystis Carinii) que são frequentemente difíceis de diagnosticar post mortem(1).

Objectivos

Realizámos um estudo descritivo retrospectivo incluindo pacientes com lúpus hospitalizados entre Janeiro de 2000 e Janeiro de 2013 com o objectivo de

- Determinar a prevalência de complicações infecciosas nos nossos pacientes.

- Para estudar a natureza, localização e evolução destas infecções.

- Para comparar as características demográficas, clínicas, imunológicas, terapêuticas e evolutivas dos dois grupos de pacientes com e sem infecção.

MÉTODOS

Realizámos um estudo descritivo e comparativo retrospectivo durante um período de 13 anos entre Janeiro de 2000 e Janeiro de 2013 no departamento de Medicina Interna A do Hospital Charles Nicolle. Durante este período, incluímos setenta registos de pacientes com lúpus hospitalizados no departamento. O diagnóstico de LES foi feito em todos os casos quando pelo menos quatro critérios da RTA. O diagnóstico positivo de uma infecção baseia-se numa combinação de provas clínicas, biológicas e radiológicas e é confirmado em alguns casos pela identificação do agente infeccioso envolvido (bactérias, vírus, fungos ou parasitas). A informação foi recolhida utilizando uma ficha de informação com as seguintes informações:

✓ Identidade do paciente

✓ Antecedentes

✓ Idade do início da doença

✓ As diferentes manifestações clínicas e biológicas da doença de lúpus

✓ A biopsia renal (RBB) foi realizada em 48 casos. Os resultados do estudo anatomopatológico destas biópsias foram divididos de acordo com a classificação histológica proposta pela Organização Mundial de Saúde (OMS) (Apêndice 1).

✓ Investigação e titulação de anticorpos anti-nucleares por imunofluorescência indirecta (IFI) em cultura de fígado de rato e/ou em cultura de células tumorais HEP-2.

✓ Identificação de anticorpos anti-DNA nativos por imunofluorescência indirecta por ensaios de fase sólida utilizando Crithidia Luciliae como suporte ou por ensaio de imunofluorescência enzimática (ELISA).

✓ A investigação de anticorpos contra antigénios solúveis foi levada a cabo pelo método ELISA.

✓ O tratamento recebido pelos doentes

✓ As diferentes complicações infecciosas apresentadas por cada paciente com a sua localização, o germe envolvido, o hemograma e o nível de proteína C reactiva (PCR) no momento da infecção e a evolução do episódio infeccioso.

RESULTADOS

I. ESTUDO DESCRITIVO:

Durante o período do estudo incluímos 70 pacientes lupus

hospitalizados no nosso serviço.

1. DADOS EPIDEMIOLÓGICOS :

Havia 70 doentes com LES, 52 mulheres (74,3%) e 18 homens

(25,7%) com uma proporção de sexo de 0,34. A idade média

no início da doença era de 29 anos (extremos de 7 anos e 56

anos) (Figura 1).

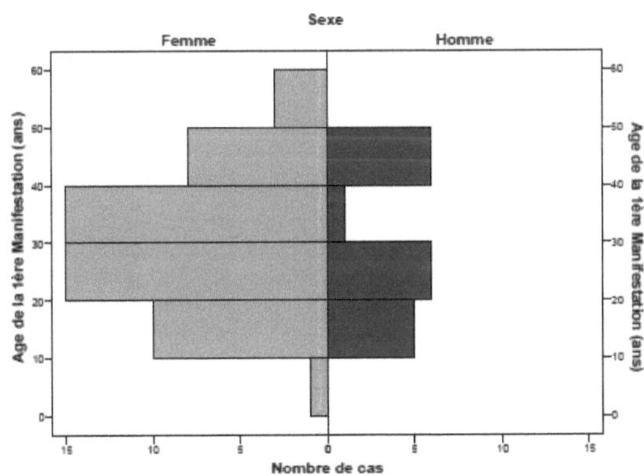

Figura 1: Idade média no início do LES

2. MANIFESTAÇÕES CLÍNICAS:

As prevalências das diferentes manifestações clínicas que ocorrem em qualquer ponto do curso são relatadas no Quadro1.

Quadro 1: Frequência das diferentes manifestações clínicas

Manifestações clínicasNúmero (%)

Manifestações clínicas	Número	(%)
Sinais gerais (febre, astenia, anorexia), perda de peso)	37	(52,9%)
Envolvimento da pele	64	(91,4%)
Envolvimento articular (poliartralgia +/- artrite)	63	(90,0%)
Efusão pleural	19	(27,1%)
Doença cardíaca	29	(41,4%)
Danos nos rins	60	(85,7%)
Doenças vasculares	35	(50,0%)
HTA	33	(47,0%)
Trombose venosa	3	(4,0%)
Trombose arterial	3	(4,0%)
Deficiência neuropsiquiátrica	13	(18,5%)
Doença hematológica	53	(75,7%)
Leukopenia	26	(37,1%)
Linfopenia	40	(57,1%)
Anemia hemolítica	9	(12,8%)
Thrombocytopenia	11	(15,7%)
Doença digestiva	14	(20,0%)

Detalhamos abaixo as graves manifestações viscerais:

- **Manifestações renascentistas:**

O envolvimento renal manifestou-se em 95% dos casos por proteinúria, em 81,6% dos casos por hematúria, em 21,6% dos casos por síndrome nefrótica e por edema em 58,3% dos casos.

Foi encontrada uma falha renal em 63,3% dos casos.

O PBR foi realizado em 80% dos pacientes com nefropatia. Foi encontrado um envolvimento de glomerular em 100% dos casos (Figura2):

- Nefropatia de classe I em 2,1%.

- Nefropatia de classe II em 12,5%.

- Nefropatia de classe II associada à classe V em 2,1%.

- Nefropatia de classe III em 10,4%.

- Nefropatia de classe III associada à classe V em 6,2%.

- Nefropatia de classe IV em 39,6%.

- Nefropatia de classe IV associada à classe V em 20,8%.

- Nefropatia de classe V em 6,2%.

A doença Tubulointersticial foi associada à nefropatia
glomerular em 45,8% dos casos. As lesões vasculares foram
associadas à nefropatia glomerular em 33,3 % dos casos.

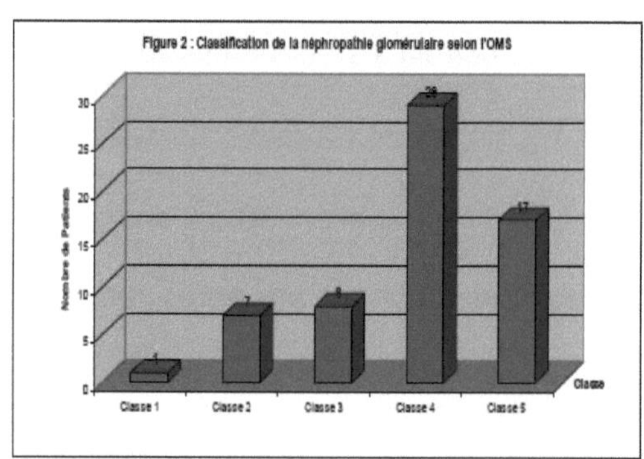

• Manifestações cardíacas:

O envolvimento cardíaco foi observado em 29 pacientes
(41,4% dos casos), com pericardite, miocardite e endocardite
em 26 casos (37,1%), 3 casos (4,2%) e 4 casos (5,7%),
respectivamente.

• Manifestações neuropsiquiátricas:

Estas foram manifestações neurológicas centrais em 10
pacientes (14,3%), manifestações neurológicas periféricas em
3 pacientes (4,3%) e manifestações psiquiátricas em 8
pacientes (11,4%).

3. DADOS IMUNOLÓGICOS

A pesquisa e determinação de NAA foi realizada em 64 pacientes (91,4%). Foram positivos em 96,9% dos casos. Os anticorpos anti-ADN e anti-ANA foram positivos em 78,6% e 60% dos casos, respectivamente.

4. PERFIL TERAPÊUTICO

A escolha das modalidades terapêuticas foi feita de acordo com as diferentes manifestações clínicas apresentadas pelos pacientes. Basicamente, a terapia com corticosteróides na dose de 0,5 mg/kg/dia foi instituída no tratamento de serites e na dose de 1 mg/kg/dia na presença de anemia hemolítica auto-imune, trombocitopenia, miocardite, e comprometimento renal ou neurológico.a Tabela 2 representa as frequências das diferentes modalidades terapêuticas.

Quadro 2: Frequência das diferentes modalidades

terapêuticas

Modalidades terapêuticas	Número de casos (%)	
Anti-maláricos sintéticos	47	(67,1%)
Terapia sistémica com corticosteróides	63	(90,0%)
Imunossupressores	36	(51,4%)
Ciclofosfamida	28	(40,0%)
Mycophenolate mofetil	18	(25,7%)
Azatioprina	4	(5,7%)
Troca de plasma	1	(1,4%)
Imunoglobulinas polivalentes	4	(5,4%)

II. ESTUDO DESCRITIVO DAS COMPLICAÇÕES INFECCIOSAS

Quarenta e nove dos setenta pacientes estudados desenvolveram complicações infecciosas durante o seu acompanhamento. Foi diagnosticado um total de 96 episódios infecciosos e o número médio de episódios infecciosos foi de 2 episódios por paciente com extremos que variaram de 1 a 6. O nível médio de proteína C reactiva durante os episódios infecciosos foi de 58 mg/L com extremos que variavam entre 1 mg/L a 326 mg/L. A infecção foi bacteriana em 50% dos casos e viral em 12%, micotica em 17% dos casos e parasitária em 3% dos casos (ver Figura 3).

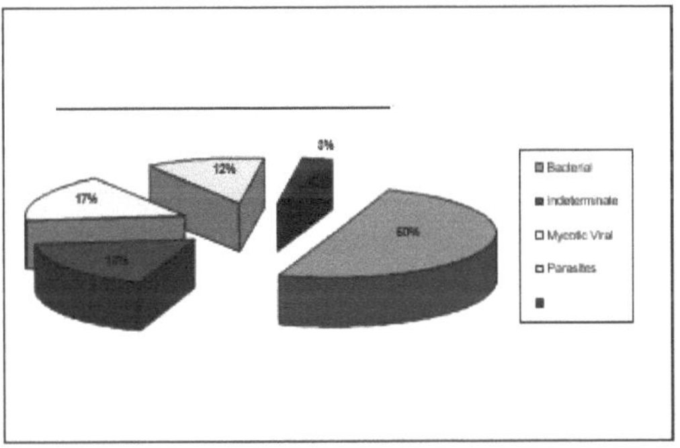

Figura 3: Frequências de diferentes tipos de infecções

1) Estudo descritivo das infecções bacterianas:

O exame bacteriológico de urina, expectoração, culturas de sangue e amostras de pele permitiu o isolamento de um germe em 29 casos (60%). Foram observadas infecções por Bacillus Gram-negativo (GNB) e Cocci gram-positivo em 22 casos (45%) e 7 casos (14%), respectivamente (ver Figura 4). As infecções bacterianas mais frequentemente observadas foram: urinárias em 24 casos (50%), sepsis em 8 casos (16%), cutâneas em 8 casos (16%) e broncopulmonares em 6 casos (12%). Houve 3 casos de septicemia estafilocócica, 2 casos de septicemia por salmonela, 1 caso de septicemia enterocócica, 1 caso de septicemia estreptocócica e 1 caso de septicemia por enterobacter cloacae (ver figura 5). A evolução destas infecções foi fatal em 3 doentes (6%), após septicemia estafilocócica Aureus num caso, septicemia enterocócica noutro caso e septicemia grave secundária a gastroenterite febril (sem germes isolados) no terceiro caso.

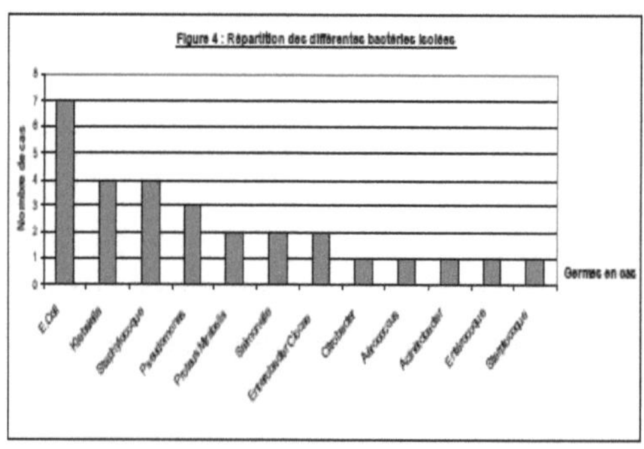

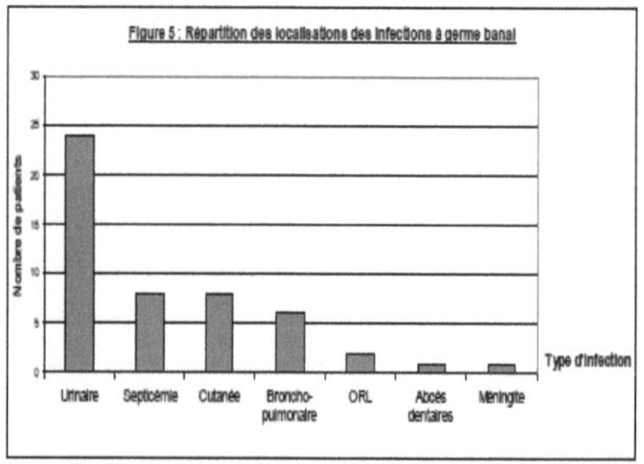

A tuberculose foi diagnosticada em 4 pacientes, a tuberculose broncopulmonar em 3 casos, incluindo um caso de tuberculose miliar tuberculosa e a tuberculose linfonodal no 4° caso. O diagnóstico foi feito com base na presença do bacilo de Koch no escarro dos doentes com tuberculose broncopulmonar e na presença de adenite granulomatosa com necrose caseosa no estudo anatomopatológico da biópsia do gânglio linfático no último caso. A evolução foi favorável sob tratamento antituberculoso em todos os casos.

2) Estudo descritivo das infecções virais:

A tabela 3 mostra a distribuição dos diferentes vírus isolados.

Quadro 3: Distribuição de vírus isolados

VirusNumber	of cases
Herpes simplex virus	3 cases
Cytomegalovirus	2 cases
Viral hepatitis B	2 cases
Hepatitis C	2 cases
Epstein Bar virus	1 case
Varicella Zoster virus	1 case
Rubella	1 case

O serodiagnóstico permitiu-nos diagnosticar infecções virais em 8 casos. As localizações destes vírus foram hepáticas em 5 casos, cutâneo-mucosal em 4 casos e oftálmico em 1 caso. A evolução foi favorável sob tratamento antiviral em todos os casos.

3) Estudo descritivo das infecções fúngicas:

Foi uma candidíase em 7 casos. A localização da micose foi cutâneo-mucosa em 15 casos, esofágica em 1 caso e auricular em 1 caso. A evolução foi favorável em 100% dos casos.

4) Estudo descritivo de infecções parasitárias:

A leishmaniose foi diagnosticada em 2 pacientes e foi cutânea num caso e hematopoiética no outro. A evolução foi favorável após o tratamento. A sarna foi detectada num paciente e progrediu bem sob tratamento.

III. Estudo comparativo:

Subdividimos os nossos pacientes em dois grupos:

• Um grupo de pacientes que não desenvolveram uma infecção (grupo 1).

• Um grupo de doentes com complicações infecciosas (grupo2).

Foram comparadas as características demográficas, clínicas, imunológicas e terapêuticas dos dois grupos.

1. Comparação das características demográficas dos dois grupos:

No grupo 1 havia 21 pacientes: 16 mulheres e 5 homens (proporção de sexo 0,3), enquanto que no grupo 2 havia 49 pacientes: 36 mulheres e 13 homens (proporção de sexo 0,36). A diferença não foi estatisticamente significativa (p=0,8). Os doentes do grupo 2 eram mais jovens no início da doença (idade média de 26 anos) em comparação com os doentes do grupo 1 (idade média de 34 anos) com um p significativo a 0,01 (figura 6).

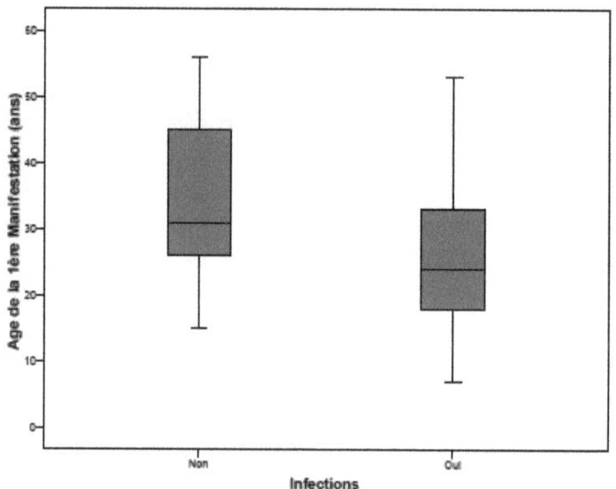

2. Comparação das características clínicas e imunológicas dos dois grupos:

O Quadro 3 compara as frequências dos principais eventos clínicos, biológicos, e imunológicos nos dois grupos.

Quadro 3: Comparação das frequências das manifestações clínicas, características biológicas e imunológicas dos 2 grupos.

Manifestações clínicas	Grupo 1 n=21	Grupo 2 n=49	p
Sinais gerais	10 (47,6%)	27 (55,1%)	0,565
Envolvimento da pele	18 (85,7%)	46 (93,9%)	0,264
Danos nas articulações	17 (81%)	46 (93,9%)	0,099
Doença respiratória	6 (28,6%)	13 (26,5%)	0,86
Doença cardíaca	10 (47,6%)	19 (38,8%)	0,491
Danos nos rins	16 (76,2%)	44 (89,8%)	0,136
Deficiência neurológica	2 (9,5%)	11 (22,4%)	0,203
Doença digestiva	2 (9,5%)	12 (24,5%)	0,151
Doença hematológica	16 (76,2%)	37 (75,5%)	0,951
Leukopenia	10 (47,6%)	16 (32,7%)	0,235
Linfopenia	11 (52,4%)	29 (59,2%)	0,598
Anemia hemolítica	4 (19%)	5 (10,2%)	0,359
Thrombocytopenia	5 (23,8%)	6 (12,2%)	0,126
AAN	18 (90%)	44 (100%)	0,08
Anti-DNA	14 (77,8%)	41 (93,2%)	0,08
Anti-ENA	11 (61,1%)	31 (70,5%)	0,475

ANA: anticorpo anti-nuclear; anti-DNA: anticorpo anti-DNA; anti-NAE: anticorpo nuclear antisolúvel.

3. Comparação das modalidades terapêuticas dos dois grupos:

O quadro 4 representa a comparação das modalidades de tratamento nos dois grupos.

Quadro 4: Comparação das modalidades de tratamento nos 2 grupos

Treatment	Group 1	Group 2	p
APS	14 (66,7%)	33 (67,3%)	0,956
Corticosteroids	18 (85.7%)	45 (91.9%)	0,434
Immunosuppressants	9 (42,9%)	27 (55,1%)	0,348
- Cyclophosphamide	7 (33,3%)	21 (42,9%)	0,456
- MMF	3 (14,3%)	15 (30,6%)	0,152
- Azathioprine	0 (0%)	4 (8,2%)	0,178
EP	1 (4,8%)	0 (0%)	0,124
Ig IV	0 (0%)	4 (8.2%)	0,178
Hemodialysi	3 (25%)	14 (33,3%)	0,584

APS: antimaláricos sintéticos; MMF: micofenolato de Mofétil; PE: troca de plasma; IV Ig: imunoglobulina polivalente intravenosa.

4. Evolução em ambos os grupos:

No nosso estudo, 4 dos nossos pacientes morreram; estes encontravam-se no grupo de pacientes com lúpus que apresentavam complicações infecciosas. Três pacientes morreram em resultado de sepse e um paciente com insuficiência renal avançada morreu em resultado de edema agudo dos pulmões.

DISCUSSÃO

1. Fisiopatologia:

As complicações infecciosas no LES merecem ser estudadas devido à sua frequência e mortalidade, que têm vindo a aumentar à medida que terapias como os corticosteróides, medicamentos imunossupressores e plasmaférese se têm vindo a estabelecer cada vez mais (1). Para além das terapias prescritas no decurso do LES, outros factores endógenos ou exógenos podem promover infecções (2-4).

Os mecanismos fisiopatológicos que podem explicar o aumento dos riscos infecciosos nos doentes com lúpus são: Diminuição da imunidade celular mediada (células T) através de auto-anticorpos linfocitotóxicos.

Linfopenia durante as recaídas.

Um determinismo genético: assim o genótipo FCγRIIA-R131 envolvido na susceptibilidade ao LES, predisporia a infecções pneumocócicas invasivas diminuindo a depuração dos pneumocococos opsonizados IgG2.

A presença de asplenia funcional. Deficiência herdada em factores complementares, de facto a activação do sistema complemento leva à formação do complexo de ataque de membrana que está envolvido na lise da membrana, que se manifesta principalmente contra as células não-nucleadas (5).

A opsonização de microrganismos ou células estranhas por C3b, C3bi (o produto de clivagem da fracção C3 do complemento pelo factor I) e C4b permite a sua fixação aos receptores do complemento (CR1 e CR3) presentes nos fagócitos e, numa segunda fase, a sua fagocitose. Opsonização/phagocytosisé um mecanismo essencial, nomeadamente na imunidade contra bactérias encapsuladas resistentes à fagocitose.

Os fragmentos de C4a, C3a e C5a libertados durante a activação do complemento são chamados anafilatoxinas porque são capazes de causar a desgranulação de mastócitos e basófilos, aumento da permeabilidade capilar e contracção das fibras musculares lisas. Além disso, estas moieties têm um papel quimiotáxico em relação às células que possuem os seus receptores específicos. C5a é um potente activador de neutrófilos e macrófagos.

A diminuição do poder fagocitário das células polinucleares pela diminuição da resposta quimiotáxica induzida pela fracção complementar C5a que é uma anafilatoxina. De facto, parece haver um inibidor de C5a no soro de pacientes com lúpus que bloqueia especificamente a função quimiotáxica de C5a.

2. Análise de dados epidemiológicos e clínicos:

Na nossa série, a frequência de complicações infecciosas foi de 70%. Esta frequência varia entre 26 e 78%, dependendo da série (6), e foi estimada em 42% no estudo multicêntrico tunisino (7). Segundo vários autores, esta variabilidade pode ser explicada por numerosos factores, incluindo a presença de manifestações viscerais graves, tais como danos renais (2, 6, 8-11) ou danos neuropsiquiátricos (8-12), a actividade da doença do lúpus (8, 10, 11, 13, 14), leucopenia com ou sem linfopenia (9, 15), administração de corticosteróides de dose elevada (dose maior ou igual a 60 mg/dia) e/ou tratamento imunossupressor,particularmenteciclofosfamida, especialmente quando induz uma queda dos glóbulos brancos para menos de 3.000 elementos/mm³ (2, 11, 14). A maior frequência de infecções na nossa série pode ser atribuída à maior prevalência de envolvimento renal nos nossos doentes (85,7%), enquanto que na literatura variou entre 40 e 80%. Isto explica-se pelo recrutamento de pacientes, uma vez que o nosso departamento é polivalente, incluindo medicina interna e nefrologia. No entanto, no nosso estudo não houve correlação entre a presença de complicações infecciosas e a doença renal lúpica. A influência da nefropatia por lúpus não é unânime. Na série de Paton et al. que incluía 102 doentes com lúpus, a lupus nefropatia não influenciou a incidência de infecções (16). Ao contrário da maioria dos autores, não encontrámos qualquer correlação entre o comprometimento neuropsiquiátrico, o comprometimento hematológico, as modalidades terapêuticas e a existência de complicações infecciosas durante o LES. No nosso estudo, os pacientes do grupo lúpus com complicações infecciosas eram mais jovens no início da doença do que os pacientes sem infecções (idade média de 34 anos versus 26 anos).

Esta diferença poderia ser explicada pela presença de deficiência de proteínas complementares, caso em que o LES se manifesta mais cedo e é muitas vezes complicado por infecções piogénicas recorrentes (17). No entanto, não foi possível testar a deficiência do complemento na nossa instituição. Nos últimos anos, com o desenvolvimento do tratamento imunossupressor, assistimos a uma modificação dos germes responsáveis pelas onplicações infecciosas no decurso do lúpus, em favor de infecções oportunistas, nomeadamente micoses ou virais (1).

3. Análise de Infecções Bacterianas:

De acordo com a literatura, as infecções bacterianas foram as mais frequentemente encontradas no nosso estudo (50% dos casos). A sua frequência varia entre 60 e 80%, dependendo da série (18-20). São mais frequentemente recorrentes e afectam o tracto urinário, o pulmão e a pele em dois terços dos casos (2, 21). Outras localizações (osteoarticulares, sistema nervoso central, endocárdio...) são mais raras (9). De facto, nos nossos pacientes, as localizações infecciosas mais frequentemente observadas foram urinária (50%), cutânea (16%) e broncopulmonar (12%). A sepsis foi frequentemente observada na nossa série (16% dos casos). A sepsis foi gram-positiva cocci em 62% dos casos (estafilococo, estreptococo e enterococo) e BGN em 38% dos casos (salmonela e enterobacter cloacae). Dois dos 3 doentes que morreram no estudo sucumbiram à septicemia gram-positiva de cocos. De facto, as infecções graves durante o LES são dominadas pela sepsis BGN mas também pela sepsis estafilocócica que permanece responsável por metade da sepsis fatal no estudo de Hellmann (1). A incidência de salmonela e sepsis pneumocócica é maior nos doentes com lúpus (22). As bactérias comuns predominam e são responsáveis por mais de 80% das infecções no LES (8, 9). A tuberculose foi detectada em 5,7% dos nossos pacientes com lúpus, sendo a maioria deles tuberculose broncopulmonar com um caso de tuberculose miliar tuberculosa. A tuberculose é relatada principalmente em países endémicos, com uma frequência que varia entre 5 e 30% (23). A tuberculose é mais comum em doentes com LES do que na população em geral (24). De facto, um estudo de Erdozain et al concluiu que a incidência da tuberculose em doentes com lúpus era seis vezes mais elevada (24). Ao contrário do nosso estudo, a infecção por tuberculose no LES é caracterizada pela frequência de localizações extra-pulmonares (articulares, neurológicas, gastrointestinais ou geniturinárias) que foi estimada em 52,4% na série por Chih-Lung Hou (25, 26). Esta frequência é explicada pelo atraso no diagnóstico nestes doentes imunocomprometidos e o diagnóstico é feito na fase de envolvimento miliar tuberculoso e extra-pulmonar (27, 28). A tuberculose é difícil de diagnosticar, uma vez que a sua apresentação é frequentemente atípica no decurso do LES e pode ser confundida com um surto de doença (29-31). A tuberculose pulmonar é também mais frequente em doentes com lúpus do que na população geral, o que está relacionado com a disfunção dos macrófagos alveolares e o tratamento imunossupressor dos doentes com lúpus (32).

4. Análise de infecções virais:

Algumas infecções virais demonstraram ser um desencadeador da doença lúpus ou de uma nova recidiva (33).

A imunossupressão dos doentes predispõe a ocorrência de infecções virais, particularmente CMV, vírus do herpes e vírus da varicela zoster.

A frequência das infecções virais foi de 12% na nossa série, 12% na série de Zonana-Nacach et al (6) e 27,7% no estudo de Gladman et al (8). De acordo com a literatura, as infecções pelo vírus do herpes foram as mais frequentes no nosso estudo (34). Os doentes com lúpus com envolvimento renal, trombocitopenia ou anemia hemolítica auto-imune ou tratados com corticosteróides e drogas imunossupressoras são mais propensos a desenvolver este tipo de infecção (34). O herpes zoster é mais frequentemente visto na forma localizada habitual, mas as formas disseminadas ou recorrentes foram relatadas em 9 a 15% dos casos (34).

O citomegalovírus (CMV) é um vírus de herpes ubíquo nos seres humanos. A infecção primária pelo CMV é geralmente assintomática e benigna em indivíduos imunocompetentes (35). Este vírus é uma causa importante de morbilidade e mortalidade, bem conhecida em indivíduos transplantados ou seropositivos. Em contraste, a infecção por CMV em doentes com doenças auto-imunes como o LES e imunossupressão terapêutica é mal descrita e menos bem conhecida. A infecção por CMV no LES, que é mais rara que outras infecções pelo vírus do herpes (9), tem localizações polimórficas (retinite (36), colite (37), pancreatite (38)). A infecção por CMV pode imitar um ataque de lúpus, particularmente no caso de localização digestiva (39). Foi encontrada em dois dos nossos pacientes e manifestou-se através de uma febre prolongada. O diagnóstico não pode ser baseado apenas na serologia porque o anti-CMV IgM não é muito específico no lúpus (40) devido à activação policlonal de linfócitos. Por outro lado, a antigenemia tem uma sensibilidade de 89 a 100% e uma especificidade de 92 a 96%, permitindo um diagnóstico precoce (41). A análise anatomopatológica também permite um diagnóstico de certeza ao custo de um procedimento invasivo, excepto no caso de localização cutânea(42).

A PCR qualitativa é uma excelente indicação para o LCR e humor aquoso; tal como para a PCR quantitativa, 50 células infectadas correspondem a 5,24 log, mas esta técnica é dispendiosa e não está amplamente disponível (41). O diagnóstico da doença CMV deve, portanto, ser feito com base numa série de argumentos clínicos e biológicos. No nosso estudo, o diagnóstico da infecção por CMV foi feito com base em argumentos clínicos e serologia positiva. Outros meios de diagnóstico não se encontravam disponíveis na nossa instituição. O desenvolvimento de bioterapias oferece perspectivas notáveis na gestão de doenças auto-imunes, mas expõe a um maior risco de infecções raramente comunicadas até à data. As observações da doença CMV foram descritas com anti-CD20 (43). Esta infecção pode, portanto, tornar-se mais frequente e deve encorajar-nos a excluir o diagnóstico em caso de sintomas sugestivos, particularmente no caso de hipertermia ou sintomas digestivos. Relativamente à infecção pelo vírus da hepatite B, que foi encontrada em dois dos nossos pacientes, a sua prevalência parece ser a mesma em doentes com lúpus, independentemente do tratamento que estejam a tomar e na população em geral (44). A maioria das publicações tem-se concentrado no papel da vacinação contra a hepatite B no aparecimento da doença do lúpus ou no agravamento das manifestações clínicas nestes pacientes já diagnosticados (45).

Num estudo prospectivo, 28 jovens doentes brasileiros com lúpus com uma baixa taxa de actividade (SLEDAI<4) e recebendo terapia de baixa dose de corticosteróides<20mg/dia sem tratamento imunossupressor foram vacinados contra a hepatite B e seguidos durante 7 meses. Estes doentes não desenvolveram recidivas de lúpus e não exigiram um aumento das doses de corticosteróides ou a prescrição de terapia imunossupressora. Além disso, a eficácia da vacina não foi prejudicada nestes doentes (46).

A infecção pelo vírus da hepatite C pode estar associada a connectividades, particularmente no LES (47). Existem semelhanças entre os eventos As características clínicas do LES e as manifestações extra-hepáticas da infecção pelo vírus da hepatite C. Na nossa série, a infecção pelo vírus da hepatite C foi observada em dois pacientes. A infecção pelo vírus da imunodeficiência humana (HIV) foi relatada em alguns casos. Foi relatada a remissão clínica completa do lúpus após a infecção pelo VIH (48). O aparecimento de manifestações clínicas de infecção pelo VIH foi observado em doentes com lúpus após terapia com ciclofosfamida (49) e o agravamento das manifestações de lúpus foi observado após terapia anti-retroviral (50). Não foram observados casos de infecção pelo VIH no nosso estudo.

5. Análise de infecção fúngica:

No nosso estudo, a candidíase foi a complicação fúngica mais frequente e foi sobretudo mucocutânea. Não foi observado nenhum caso de infecção fúngica invasiva. Na literatura, a infecção fúngica é favorecida pelo uso de altas doses de corticosteróides e tratamento imuopressivo (51). O agente fúngico mais comum encontrado é a candida (52).

As localizações são principalmente orais, esofágicas e genitais (3,13). Foram relatadas infecções fúngicas invasivas em doentes com lúpus e os agentes fúngicos envolvidos foram: candida, aspergilus, cryptococcus e pneumocystis (51, 53). De facto, foram observados casos de meningoencefalite ou sepsis

devido a Cryptococcus neoformans em doentes com lúpus (53).

A pneumocystis pulmonar é cada vez mais observada devido à

imunossupressão causada por drogas citotóxicas,

principalmente a ciclofosfamida (8, 54).

Pryor et al. relataram três casos de pneumocystis pulmonar

numa série de 100 doentes com lúpus tratados com doses

elevadas de corticosteróides combinados com ciclofosfamida

(54).

Pneumocystis jiroveci (carinii) infecções pulmonares também

foram descritas em doentes com lúpus que não receberam

terapia imunossupressora (55).

6. Análise de infecções parasitárias:

Na nossa série, foram encontrados dois casos de leishmaniose

e um caso de sarna. A evolução foi favorável nos doentes após

o tratamento. A maioria das publicações relatou casos de

leishmaniose visceral, toxoplasmose com localização

encefálica e anguillose invasiva (56). Estas infecções

constituem um problema diagnóstico, uma vez que as suas

manifestações clínicas iniciais podem ser confundidas com o

LES (57).

A dificuldade em diagnosticar a leishmaniose é aumentada pela existência deantigenicidade cruzada entre antigénios parasitas e anticorpos anti-nucleares (58). Foram relatadas algumas observações de sarna durante o LES; estas eram frequentemente formas atípicas de crosta e difusas

(59) e a sarna norueguesa, que é favorecida pelo curso de terapia a longo prazo com corticosteróides (59).

7. Evolução das complicações infecciosas:

De acordo com a literatura (1, 7), as complicações infecciosas foram a principal causa de mortalidade nos nossos pacientes. A vigilância e detecção precoce de surtos infecciosos, a vacinação (principalmente pneumocócica) e o uso profilático de antibióticos (como para pneumocystis e linfopenia CD4) podem ajudar a diminuir a frequência e gravidade das complicações infecciosas no LES (59).

CONCLUSÕES

As infecções durante o LES são cada vez mais frequentes e constituem uma das principais causas de morbidade e mortalidade.

São favorecidos pela imunossupressão induzida pela própria doença e pelas terapias utilizadas.

Podem imitar uma recaída de lúpus, levando a um atraso no diagnóstico e tratamento. O papel decisivo da infecção na mortalidade dos doentes com LES torna o tratamento de qualquer foco infeccioso, mesmo latente, indispensável.

O nosso objectivo era determinar a frequência e o tipo de complicações infecciosas em pacientes com lúpus e investigar o seu impacto clínico e evolutivo. Conduzimos uma revisão retrospectiva descritiva e comparativa do quadro dos pacientes com lúpus hospitalizados no nosso departamento entre Janeiro de 2000 e Janeiro de 2013. O diagnóstico de LES foi retido em todos os casos com base na presença de pelo menos quatro critérios de ACR.

Foram recolhidas as características epidemiológicas, clínicas, imunológicas, terapêuticas e evolutivas de cada paciente.

Estávamos particularmente interessados nas complicações infecciosas que foram observadas nos pacientes incluídos no estudo. Notámos os seus tipos (bacterianas, virais, parasitárias e fúngicas), a sua localização e a sua evolução. Dividimos os pacientes em dois grupos: grupo 1 (pacientes sem infecção) e grupo 2 (pacientes com infecção).

Depois comparámos as características demográficas, clínicas, biológicas, imunológicas e terapêuticas dos dois grupos de pacientes. Assim, incluímos 70 pacientes com LES, 52 mulheres e 18 homens com uma proporção de sexo de 0,34. A idade média no início da doença foi de

29 anos de idade. Quarenta e nove pacientes com lúpus tiveram uma infecção em algum momento no decurso da sua doença. Havia 36 fêmeas e 13 machos com uma idade média de 26 anos. A elevada frequência de infecções na nossa série (70%), podia ser atribuída à maior prevalência de envolvimento renal nos nossos pacientes (85,7%).

Foi diagnosticado um total de 96 episódios infecciosos e o número médio de episódios infecciosos foi de 2 por doente. De acordo com a literatura, estas complicações infecciosas foram dominadas por infecções bacterianas encontradas em 50% dos casos.As localizações sépticas mais comuns foram urinária (50%), cutânea (16%) e broncopulmonar (12%). As bactérias mais frequentemente detectadas foram os bacilos gram-negativos. Três pacientes (6%) morreram em resultado de septicemia. A tuberculose foi diagnosticada em quatro casos, incluindo um caso de tuberculose extra-pulmonar. A evolução foi favorável em todos os casos com tratamento de antituberculose. Foram frequentemente encontradas infecções micotrópicas nos nossos pacientes (17%), na maioria das vezes infecções por candida.

As infecções virais detectadas em 12% dos casos eram principalmente do vírus do herpes, o que está de acordo com os dados da literatura.

A evolução foi favorável após tratamento específico em todos os casos. Foi encontrada uma infecção parasitária em 3% dos casos, foi leishmaniose visceral num caso, leishmaniose cutânea noutro caso e sarna num caso.

A evolução foi favorável em todos os casos. Os pacientes do grupo 2 eram mais jovens no início da doença do lúpus do que os pacientes do grupo 1 (26 anos versus 34 anos com um p significativo a 0,01). Ao contrário da maioria das séries relatadas na literatura, não encontrámos uma correlação entre a ocorrência de complicações infecciosas com manifestações viscerais graves e o tratamento do LES. De acordo com a literatura, as complicações infecciosas foram a principal causa de morte na nossa série, com 3 de 4 doentes a morrer de septicemia. É portanto essencial monitorizar os doentes para detectar focos infecciosos, mesmo os latentes, numa fase precoce. Alguns autores defendem a vacinação (principalmente contra a doença pneumocócica) e o uso profilático de antibióticos (como para a pneumocystis e a linfopenia CD4) a fim de diminuir a frequência e a gravidade das complicações infecciosas no LES.

REFERÊNCIAS

1. Meyer O, Kahn MF. Lúpus eritematoso sistémico. In: Kahn MF, Peltier AP,Meyer O, Piette JC. Les maladies systémiques. Paris: Flammarion Médecine-Sciences, 2001:131-368.

2. Bosch X, Guilabert A, Pallarés L et al. Infecções no lúpus eritematoso sistémico: estudo aprospectivo e controlado de 110 pacientes. Lúpus 2006;15:584-9.

3. Kang I, Park SH. Infectious complications in SLE after immunosuppressive therapies.Curr Opinion Rheumatol 2003;15:528-34.

4. Neilan BA, Berney SN. Hipoesplenismo no lúpus eritematoso sistémico. J Rheumatol1983;10:332-4.

5. Walport MJ. Complemento: primeira de duas partes. N Engl J Med 2001;344:1058-66.

6. Zonana-Nacach A, Camargo-Coronel A, Yanez P, Sanchez L, Jimenez- Balderas FJ, Fraga A. Infecções em pacientes externos com lúpus eritematoso sistémico: um estudo prospectivo. Lúpus 2001;10:505-10.

7. Louzir B, Othmani S, Ben Abdelhafidh N. Lúpus eritematoso sistémico na Tunísia. Estudo multicêntrico nacional. Cerca de

295 casos. Rev Med Interne 2003;24:768-74.

8. Gladman DD, Hussain F, Ibanez D, Urowitz MB. A natureza e o resultado da infecção no lúpus eritematoso sistémico. Lúpus 2002;11:234-9.

9. Jallouli M, Frigui M, Marzouk S, Maaloul I, Kaddour N, Bahloul Z. Complicações infecciosas durante o lúpus eritematoso sistémico: um estudo de 146 pacientes. Rev Med Interne 2008;29:626-31.

10. Ruiz-Irastorza G, Olivares N, Ruiz-Arruza I, Martinez-Berriotxoa A, Egurbide MV,Aguirre C. Preditores de grandes infecções no lúpus eritematoso sistémico, Arthritis Res Ther 2009;11:R109.

11. Costa-Reis P, Nativ S, Isgro J et al. Infecções graves numa coorte de 120 doentes com lúpus eritematoso sistémico juvenil. Clin Immunol 2013;149:442-9.

12. Petri M, Genovese M. Incidência e factores de risco para hospitalizações em lúpus eritematoso sistémico: um estudo prospectivo da coorte de lúpus de Hopkins. J Rheumatol1992;19:1559-65.

13. Noël V, Lortholary O, Casassus P et al. Factores de risco e influência prognóstica da infecção numa única coorte de 87

adultos com lúpus eritematoso sistémico. Ann Rheum Dis 2001;60:1141-4.

14. Jeong SJ, Choi H, Lee HS, et al. Incidência e factores de risco de infecção numa única coorte de 110 adultos com lúpus eritematoso sistémico. Scand J Infect Dis 2009;41:268-74.

15. Ng WL, Chu CM, Wu AK, Cheng VC, Yuen KY. A linfopenia na apresentação está associada ao aumento do risco de infecções em doentes com lúpus eritematoso sistémico. QJM 2006;99:37-47.

16. Paton NI, Cheong IK, Kong NC, Segasothy M. Factores de risco de infecção em doentes malaios com lúpus eritematoso. QJM 1996;89:531-8.

17. Walport MJ. Complemento: Segunda de duas partes. N Engl J Med 2001;344:1140- 4.

18. Khalifa M, Kaabia N, Bahri F, Ben Jazia E, Bouajina E, Omezzine Letaief A. Infecções no lúpus eritematoso sistémico. Med Mal Infect 2007;16 :755-63.

19. Al-Rayes H, Al-Swailem R, Arfin M, Sobki S, Rizvi S, Tariq M. Lúpus eritematoso sistémico e infecções: um estudo retrospectivo em sauditas. Lúpus 2007;16:755-63.

20. Oh HM, Chng HH, Boey ML, Feng PH. Infecções no lúpus

eritematoso sistémico. Singapore Med J 1993;34:4068.

21. Kang I, Park SH. Complicações infecciosas no LES após
terapias imunossupressoras. Curr Opinião Rheumatol
2003;15:528-34.

22. Lim E, Koh WH, Loh SF, Lam MS, Howe HS. Salmonelose
não tifoidal em doentes com lúpus eritematoso sistémico. Um
estudo de cinquenta pacientes e uma revisão da literatura.
Lúpus 2001;10:87-92.

23. Fessler BJ. Doenças infecciosas no lúpus eritematoso
sistémico: factores de risco, gestão e profilaxia. Best Pract Res
Clin Rheumatol 2002;16:281- 91.

24. Erdozain JG, Ruiz-Irastorza G, Egurbide MV, Martinez-
Berriotxoa A, Aguirre C. Alto risco de tuberculose em lúpus
eritematoso sistémico? Lúpus 2006;15:232-5.

25. Hou CL, Tsai YC, Chen LC, Huang JL. Infecção por
tuberculose em doentes com lúpus eritematoso sistémico:
infecção pulmonar e extrapulmonar comparada. Clin Rheumatol
2008;27:557-63.

26. Feng PH, Tan TH. Tuberculose em doentes com lúpus
eritematoso sistémico. Ann Rheum Dis 1982;41:11-4.

27. Victorio-Navarra ST, Dy EE, Arroyo CG, Torralba TP. Tuberculose entre doentes filipinos com lúpus eritematoso sistémico. Semin Arthritis Rheum 1996;26:628-34.

28. Haanaes OC, Bergmann A. Tuberculose emergindo em doentes tratados com corticosteróides. Eur J Respir Dis 1983;64:294-7.

29. Darras-Joly C, Wechsler B, Blétry O et al. Tuberculose e doenças sistémicas. Uma proposta de 16 casos. Rev Med Interne 1998;19:91-7.

30. Millar JW, Horne NW. Tuberculose em doentes imunossuprimidos. Lanceta 31. 1979;1:1176-8.

32. Kim HY, Im JG, Goo JM, Lee JK, Song JW, Kim SK. Tuberculose pulmonar em pacientes com lúpus eritematoso sistémico. AJR Am J Roentgenol 1999;173:1639-42.

33. Praprotnik S, Sodin-Semrl S, Tomsic M, Shoenfeld Y. A curiosamente suspeita:a doença infecciosa pode melhorar uma destruição auto-imune contínua em pacientes com lúpus eritematoso sistémico. J Autoimmun 2008;30:37-41.

34. Kahl LE. Infecções por herpes zoster no lúpus eritematoso sistémico: factores de risco e resultado. J Rheumatol 1994;21:84-6.

35. Declerck L, Queyrel V, Morell-Dubois S, et al. Cytomegalovirus e lúpus eritematoso sistémico: uma infecção grave de difícil diagnóstico. Rev Med Med Interne 2009;30:78993.

36. Schlingemann RO, Wertheim-van Dillen P, Kijlstra A, Bos PJ, Meenken C, Feron EJ.Bilateral cytomegalovirus retinitis num doente com lúpus eritematoso sistémico. Br JOphthalmol 1996;80:1109-10.

37. Bang S, Park YB, Kang BS, et al. CMV enteritis causando perfuração ileal na enterite lupus subjacente. Clin Rheumatol 2004;23:69-72.

38. Ikura Y, Matsuo T, Ogami M, et al. Citomegalovírus associado à pancreatite num doente com lúpus eritematoso sistémico. J Rheumatol 2000;27:2715-7.

39. Ohashi N, Isozaki T, Shirakawa K, Ikegaya N, Yamamoto T, Hishida A. Cytomegalovirus colitis após terapia imunossupressora para lúpus peritonite e lúpus nefrite. Intern Med 2003;42:362-6.

40. Stratta P, Colla L, Santi S et al. Anticorpos IgM contra o citomegalovírus na nefrite do LES: Infecção viral ou autoanticorpo específico? J Nephrol 2002;15:88-92.

41. Ghigliotti G, Canessa A, Pastorino A, Mazzarello G, De Marchi R, Gambini C. Vasculite necrotizante induzida pelo citomegalovírus numa mulher com síndrome de imunodeficiência adquirida. Ann Dermatol Venereol 1994;121:820-2.

42. Hachfi W, Laurichesse JJ, deputado Chauveheid, et al. A infecção aguda por citomegalovírus indicativa de lúpus eritematoso sistémico. Rev Med Interne 2011;32:e6-8.

43. Looney RJ, Srinivasan R, Calabrese LH. Os efeitos do rituximab na imunocompetência em doentes com doença auto-imune. Arthritis rheum 2008;58:5-14.

44. Abu-Shakra M, El-Sana S, Margalith M, Sikuler E, Neumann L, Buskila D. Hepatite B e C em doentes com LES. Lúpus 1997;6:543-4.

45. Santoro D, Stella M, Montalto G, Castellino S. Lupus nephritis após a vacinação contra a hepatite B: uma complicação pouco comum. Clin Nephrol 2007;67:61-3.

46. Kuruma KA, Borba EF, Lopes MH, De Carvalho JF, Bonfa E. Segurança e eficácia da vacina contra a hepatite B no lúpus eritematoso sistémico. Lúpus 2007;16:350-4.

47. Ahmed MM, Berney SM, Wolf RE, et al. Prevalência da
infecção pelo vírus da hepatite C activa em doentes com lúpus
eritematoso sistémico. Am J Med Sci 2006;331:252-6.

48. Coron M, Martinez DE. Remissão clínica do lúpus
eritematoso sistémico após infecção pelo vírus da
imunodeficiência humana. P R Ciências da Saúde J
2007;26:79- 81.

49. Hazarika I, Chakravarty BP, Dutta S, Mahanta N.
Emergência de manifestações de infecção por VIH num caso
de lúpus eritematoso sistémico após tratamento com
ciclofosfamida IV. Clin Rheumatol 2006;25:98- 100.

50. Drake WP, Byrd VM, Olsen NJ. Reativação do lúpus
eritematoso sistémico após o início da terapia anti-retroviral
altamente activa para a síndrome da imunodeficiência
adquirida. J Clin Rheumatol 2003;9:176-80.

51. Fã YC, Li WG, Zheng MH, Gao W, Zhang YY, Song LJ.
Infecção fúngica invasiva em doentes com lúpus eritematoso
sistémico: Experiência de um único instituto do Norte da China.
Gene 2012;506:184-7.

52. Choi SJ, Rho YH, Lee YH, Ji JD, Song GG. Candidíase
disseminada em lúpus eritematoso sistémico. Clin Exp

Rheumatol 2007;25:503.

53. Chen HS, Tsai WP, Leu HS, Ho HH, Liou LB. Infecção fúngica invasiva no lúpus eritematoso sistémico: uma análise de 15 casos e uma revisão bibliográfica. Reumatologia 2007;46:539-44.

54. Pryor BD, Bologna SG, Kahl LE. Factores de risco de infecção grave durante o tratamento com ciclofosfamida e corticosteróides de dose elevada para lúpus eritematoso sistémico. Arthritis Rheum 1996;39:1475-82.

55. Liam CK, Wang F. Pneumocystis carinii pneumonia em doentes com lúpus eritematoso sistémico. Lúpus 1992;1:37985.

56. Alarcon GS. Infecções em doenças sistémicas do tecido conjuntivo: lúpus eritematoso sistémico, escleroderma, e polimiosite/dermatomiosite. Infect Dis Clin North Am 2006;20:849-75.

57. Voulgari PV, Pappas GA, Liberopoulos PT, Elisaf M, Skopouli FN, Drosos AA. Leishmaniose visceral parecida com o lúpus eritematoso sistémico. Ann Rheum Dis 2004;63:13489.

58. Sakkas LI, Boulbou M, Kyriabou D, et al. As características imunológicas da leishmaniose visceral podem imitar o lúpus eritematoso sistémico. Clin Biochem 2008;41:65-8.

59. Ting HC, Wang F. Sarna e lúpus eritematoso sistémico. Int J Dermatol 1983;22:473-6.

60. Gilliland WR, Tsokos GC. Utilização profiláctica de antibióticos e imunizações em doentes com LES. Ann Rheum Dis 2002;61:91-2.

ANEXO APPÊNDICES

Apêndice 1: 1995 Classificação da OMS da Nefropatia de Lúpus

✓ Classe I: Glomérulo normal por microscopia ligeira e imunofluorescência.

✓ Classe II: Glomerulonefrite mesangial pura.

✓ Classe III: Glomerulonefrite segmentar e focal.

✓ Classe IV: Glomerulonefrite proliferativa difusa.

✓ Classe V: Glomerulonefrite extra-membranosa.

✓ Classe VI: Esclerose glomerular.

ÍNDICE

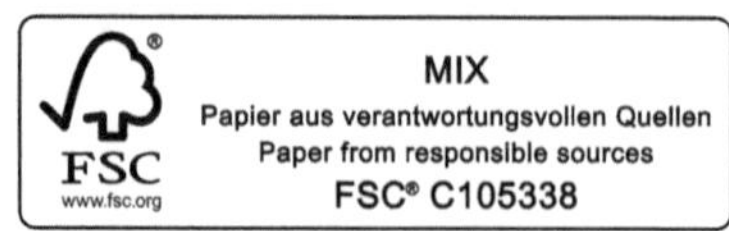

Printed by Books on Demand GmbH, Norderstedt / Germany